" Les anges dans la vallée "

Par Patti SassyAngel Chiappa

Ce livre est dédié à tous les anges qui ont un cœur plein de foi , même si il va à travers leur propre vallée . Pour toutes les merveilles soignants qui encouragent , aimer et donner . Pour mes chers amis et proches qui ont perdu leur combat contre le cancer . Ma grand-tante Viola , oncle Walter , oncle Willie , oncle Al , oncle Joe , Diana , Kyle , Sherry , grand-père Fred et mon bien-aimé père Bernie , tante Dot , grande grand-maman , tante Roberta , vous êtes mes anges dans le ciel . Pour tante Dot et Jane qui se battent encore , il lutte courageuse . Votre courage , la force et la lumière sera toujours une partie de moi . Merci d'être une véritable source d'inspiration . Pour mes proches qui m'ont encouragé à l'idée de ce livre . Nous vous remercions de votre soutien , de la patience , et les oreilles écoute . Ce livre est pour vous tous . Puissent ces écritures , des poèmes et des prières, vous apporter la paix et le confort . Une partie des bénéfices de ce livre seront reversés au Fonds Dana Farber .

Chapter One

" Mais votre mort , vivra . Leurs corps vont augmenter. Vous qui habitez dans la poussière réveiller et crier de joie . Votre rosée est comme la rosée du matin . La terre va donner naissance à ses morts . " Esaïe 26:19

La première fois que j'ai entendu le mot cancer , je n'avait que quatre ans . Je ne savais pas ce que signifiait le mot , mais je savais qu'il y avait beaucoup de douleur qui lui est associée . C'était mon quatrième anniversaire . Ma famille avait rassemblé autour de mon gâteau d'anniversaire . Je me souviens que j'ai soufflé les bougies ma grand-tante avec ses yeux bleus doux et doux sourire se mit à pleurer . «J'ai un cancer du sein . " Elle a dit .

Je me souviens clairement en regardant autour de la salle les visages de mon membre de la famille qui étaient tout plein de joie en regardant maintenant perdu, en colère , et plein d'incrédulité .

Je me souviens tournant à ma grand-tante . Une femme qui était si spirituelle , si belle, si douce, que j'ai vraiment pensé qu'elle était un ange et dit " Qu'est-ce que le cancer ? «Ma grand-tante de la femme qui m'a enseigné la prière , la foi et le pardon , me prit par la main et ma petite larmes dit , « Le cancer est une façon que Dieu nous rapproche de lui . C'est une façon que Dieu nous enseigne à compter sur notre foi . C'est une façon que Dieu nous montre comment nous sommes forts vraiment . Cancer , ma chérie est une maladie qui rend les gens malades , mais il rend également chérir chaque moment, chaque lever de soleil, chaque coucher de soleil, chaque chanson qu'ils entendent, chaque sourire qu'ils voient, chaque étreinte ils donner et recevoir , chaque baiser , chaque jour " .

J'ai regardé ma tante et lui ai demandé , " Allez-vous mourir ? «Ma tante a répondu , " je peux quitter cette terre , mais quand je le fais , je ne veux pas que tu sois triste parce que quand je quitte la terre , je vais commencer ma nouvelle vie avec Jésus dans le ciel . "

" Quand Jésus entra dans la maison de dirigeants et vit les joueurs de flûte et la foule bruyante , il a dit:« Allez-vous la jeune fille n'est pas morte , mais elle dort , mais ils se moquait de lui . Après la foule avait été mis dehors, il entra et prit la jeune fille par la main et elle se leva . " Matthieu 9, 23 à 9: 25

Après ma quatrième anniversaire ma grand-tante a fini à l'hôpital . Elle a commencé à recevoir un traitement de chimio . Elle avait perdu du poids , ses cheveux , et son énergie , mais pas son bel esprit . Je me souviens clairement comment chaque fois que je l'ai vue , elle me ferait rire . Son corps avait changé , mais pas son beau sourire , sa personnalité aimante , et son cœur doux . J'ai vu comment ma famille avait vaincu la bête appelée cancer par la foi, la prière et la solidarité . Même à un âge précoce , j'ai commencé à comprendre que le cancer ne peut jamais voler des souvenirs , l'esprit d'une personne , l' amour de la famille et les amis , mais surtout la foi d'une personne . J'ai compris que Jésus se tenait par une personne grâce à une bonne et une mauvaise , la pluie ou le soleil , la peur ou la foi .

La leçon la plus importante que j'ai apprise de ma tante était le même Dieu sur la montagne a été le même Dieu dans la vallée . J'ai vu Dieu à travers les yeux de ma tante . J'ai vu à son moment le plus désespéré de nécessité que quand elle a fait appel à Dieu , qu'il était atteint de retour . " Dieu ne vous abandonnera jamais . " , Elle m'a dit la dernière fois que je l'ai vu . " Peu importe ce qui se passe Dieu ne vous abandonnera jamais . »

La nuit avant ma tante sont morts , j'ai eu un beau rêve . J'ai été englouti par la paix et le confort quand j'ai vu ma belle tante bras de marche saine et heureuse et le bras avec Jésus . Ma tante portait une longue , fluide , robe blanche . Ses cheveux était pleine et épaisse et dans les petites boucles . Ma tante me sourit en disant: " Par ses meurtrissures, je suis guéri . Elle m'a alors embrassé sur la tête .

J'ai dit , " Bye tante . " La nuit suivante, ma grand-mère et mon parrain regardé ma grand-tante de prendre son dernier souffle .

Le jour nous avons enterré ma grand-tante c'était une belle journée de printemps . Nouveaux bourgeons ont fleuri sur les arbres , le parfum de lilas et de roses parsemé l'air , et un soleil jaune lumineux réchauffé nos visages . J'avais sept ans . Pendant trois ans, ma famille a été ironiquement lié encore plus forte par le cancer . Nous avions appris à faire compter chaque jour , comment sacrifier , mais surtout combien il était important de prier en famille.

Il était de 23 Avril 1981, et nous avons dit nos adieux à une femme qui nous a inspiré à la vie tous les jours à son maximum. C'était la bataille de ma tante d'un cancer qui m'a appris le sens de ce passage . De Luc 12 : 8 " . Que je te dirai qui m'a jamais reconnaît avant que l'homme le fils de l'homme sera également le reconnaître devant les anges de Dieu » 23 Avril 1981, je n'ai pas pleuré pour ma tante car je savais qu'elle avait quitté cette terre , mais avait commencé sa nouvelle vie avec Jésus . Ma tante Viola n'a jamais renoncé à la prière , ne devint jamais amer ou en colère , ou blâmé Dieu pour sa maladie . Elle fait a remercié Dieu de lui avoir permis d'apprendre que le cancer lui a appris à être forte , et profiter de chaque instant de la vie avec vos proches .

chapitre deux

" Quoi qu'il arrive respecter ferme dans la détermination de simplement s'accrocher à Dieu . " Saint François de Sales .

Mon grand-père Frédéric était mon héros . Comme un jeune homme , il a travaillé la vente de bretzels au Madison Square Garden pour quelques cents par jour . Il était un Allemand poupe avec un esprit combatif . Il était un dispensateur de soins , un infirmier pendant la deuxième guerre mondiale . Un mari qui tout sacrifier pour sa femme . Un père qui a été consacré . Un grand-père plein de conseils merveilleux , un ami de tous . Il a également été la deuxième personne proche de moi qui a été frappé par le cancer .

Mon grand-père Fred a été diagnostiqué avec le cancer de l'estomac à la fin des années 1980 . Quand il a été diagnostiqué nous tout simplement pas l'accepter . Mon grand-père était le patriarche de notre famille . C'était un brave homme fort qui était plus grand que la vie avec son bon rire , et la voix tonitruante . Il était un guerrier .

C'est parce que mon grand-père , était cet homme viril fort que notre famille ne pouvait tout simplement pas accepter que le cancer avait pris ses cellules . Nous en famille déclaré la guerre sur le cancer de mon grand-père .

Nous avons changé l'alimentation de mon grand-père , essayé toutes les médecines alternatives , prié , et donné le cancer de mon grand-père à Dieu . Nous n'aurions tout simplement pas laisser cancer revendication lui . Grand-père était tout aussi déterminé à rester avec nous comme nous étions déterminés de le garder ici . Il était trop têtu pour laisser cancer emmener loin de sa famille . Grand-père passait ses journées à cacher sa douleur de nous, si nous ne serions pas craindre.

Nous avons passé nos jours de donner grand-père une raison de rester ici .

" Force est né dans le silence profond des cœurs souffrants longues , pas au milieu de la joie . " Felicia Hemans .

C'était juste avant Thanksgiving Quand mon grand-père avait une partie de son colon enlevée . Les médecins nous avaient mis en garde qu'il pourrait ne pas survivre l'opération. Mais nous avons ri à la face de leur avertissement . Ils ne savent pas comment la taille de notre Dieu était ou comment mon grand-père était forte . Le jour est venu pour la chirurgie de mon grand-père . Toute la famille et notre pasteur se sont réunis à l'hôpital . Nous passé sept heures à prier tandis que mon grand-père est allé sous le couteau .

Près de huit heures passèrent quand un chirurgien fatigué et las sortit de la ou les larmes aux yeux en disant: « Il l'a fait , il l'a fait . " , D'une voix joyeuse .

Quand nous avons vu mon grand-père dans la salle de récupération dans un cheval et voix groggy dit-il , " j'ai faim " .

Nous savions à ce moment- grand-père allait être ok .

Notre famille a célébré Thanksgiving cette année dans un hôpital de Long Island . Nous avons mangé le dîner de Thanksgiving hors de plateaux d'hôpital en plastique , mais c'était notre meilleur Thanksgiving jamais . Mon grand-père est rentré chez seulement trois jours après avoir chirurgie majeure incroyable ensemble de ses médecins .

C'était un médecin en particulier qui a été profondément touché par la victoire de mon grand-père . Un homme juif , il avait rejeté l'idée que Jésus a existé toute sa vie jusqu'à ce qu'il rencontre mon grand-père . Si ému par le miracle qu'il avait vu , ce médecin interrogé mon grand-père de sa foi sans faille . Mon grand-père avait simplement lui expliquer que c'était facile de savoir Jésus a existé parce qu'il l'a vu partout où il regardait . Dans les yeux de ses proches , sous la pluie , dans une fleur , à la lumière de la lune . Mon grand-père avait partagé avec ce médecin son des Écritures préféré . " Ceux qui connaissent ton nom se confient en toi pour toi, Seigneur n'ont jamais abandonné ceux qui te cherchent . " Psaume 09:10 .

Si étonné par la guérison de mon grand-père cet homme juif dévoué a donné son cœur à Jésus , en présence d'un homme qui Jésus a guéri qui avait été frappé de la troisième phase de cancer du côlon . Plus tard, cet homme amené sa famille à Christ aussi . Mon grand-père a continué à avoir beaucoup d'années heureuses et joyeuses avec notre famille . Grand-maman et grand-père sont arrivés à célébrer leur 50 e anniversaire de renouveler leurs vœux dans une belle cérémonie romantique . Je n'oublierai jamais aussi longtemps que je vivrai . C'était le 4 février 1991 , c'était un après-midi neigeux . Ma famille immédiate est allé à 05 heures messe avec mes grands-parents . Lors d'une église mes grands-parents avaient assisté depuis 40 ans . Mon grand-père était un huissier et il avait organisé toute la cérémonie sans qu'aucun d'entre nous le savoir. Il avait dit à maman, papa, mon frère , et je m'habiller parce que nous allions à dîner dans notre restaurant préféré imprimable de l'église après .

 Mon frère et moi étions très heureux car nous avons adoré la glace là-bas. Nous avons rencontré mes grands-parents à l'église cet après-midi neigeux . Pendant la messe j'ai remarqué que mon grand-père souriait d'une oreille à .

Après la messe, mon grand-père a jailli la surprise de nous tous . L'homme qui avait survécu à un cancer du côlon brutale s'est mis à genou et a proposé de grand-mère à nouveau .

Ma grand-mère qui était un peu boule de feu debout à seulement cinq pieds et pesant seulement 100 livres. larmes accepté , mais alors frappé mon grand-père espièglerie sur son dos pour ne pas lui dire ce qu'il faisait trop .

Je suis arrivé à mon grand-mamans demoiselle d' honneur , et mon grand-père avait mon frère comme meilleur homme que nous larmes , joie , vu comment un mariage centrée sur Christ pouvait supporter la plupart des essais de test , la plupart des pluies torrentielles et des routes les plus fragiles .

Mes entend gonfle toujours avec bonheur que je me souviens que mon grand-père grand-mère a appelé son Florence Nightingale comme il récitait son voeux de mariage à nouveau . Comment après la belle cérémonie terminée, il dit avec fierté toutes les personnes présentes à l'église que Dieu le guérit vraiment .

 Pendant des années après mon grand-père a gagné sa bataille avec le cancer , il est arrivé à profiter de la construction de merveilleux souvenirs, il a pu voir ses petits-enfants diplômé de lycée, danse de nombreuses polkas avec grand-mère et de jouer beaucoup de chansons sur son orgue .

«La foi ne sait jamais où elle est nécessaire , mais il aime et connaît celui qui est à la tête . " Oswald Chambers .

La deuxième fois, mon grand-père a été diagnostiqué avec le cancer du rein cette fois nous avons de nouveau déclaré la guerre .

Cette fois, mon grand-père était beaucoup plus âgé et fragile alors la dernière . Aucun de nous ne croit cependant que Dieu serait tout simplement décider qu'il était temps pour le grand papa rentrer à la maison .

La santé de mon grand-père a diminué très rapidement . C'était une question de semaines avant qu'il a été alité et ma grand-mère est devenu un preneur de soins à temps plein . Nous avons tous eu affaire avec la deuxième bataille de mon grand-père avec le cancer dans notre propre manière . Ma grand-mère était tout simplement dans le déni , et croyait sincèrement que papa allait s'améliorer . Mon père , le seul enfant de mon grand-père a pris le rôle de mon grand-père patriarche de la famille très au sérieux et mis sur un visage courageux .

Certains d'entre nous se sont sentis trahis par Dieu et se mit en colère et durci .

Personnellement j'ai essayé la négociation avec Dieu . Chaque soir, je voudrais prier " S'il vous plaît Dieu , si vous faites mieux mon grand-père , je vais aller à l'église tous les dimanches , je vais donner tout mon salaire à l'église , ou ce que vous voulez . " En fait, je pensais que je pouvais corrompre Dieu dans la guérison de mon grand-père . Je pensais que bonnes actions pourraient sauver mon grand-père . Ce que je ne savais pas , c'est que Dieu a fait de sauver mon grand-père de la douleur de la souffrance d'un cancer plus .

La maladie de mon grand-père était un très long et difficile. Il était dans et hors de l'hôpital , dans et hors de l'hospice , enfin sur le soutien de la vie . Nous avons regardé ce plus grand que la vie l'homme perd son indépendance , la dignité et la liberté .

Comme les fournisseurs de soins nous avons appris que le point doit venir que vous devez laisser aller de vos proches afin qu'ils puissent être en paix . Vous apprenez à accepter la volonté de Dieu . Vous apprenez que d'être en colère ou amer ou négociation avec Dieu ou les larmes ne fonctionnent pas .

Mon grand-père dans ses derniers jours nous a enseigné que le don ultime de l'amour que vous pouvez donner à une personne avec le cancer est le cadeau d'acceptation . Acceptez le fait que personne ne vit éternellement , accepter que le cancer ne peut pas vous voler de l'amour que vous avez pour cette personne , accepter que la mort est simplement une autre forme de vie , et accepter que votre bien-aimé sera OK si vous êtes ok avec leur diagnostic .

Quand mon grand-père était mourant nous avons utilisé pour regarder des photos de famille de l'époque nous avons passé ensemble . Comme nous avons regardé ces photos, je ne savais pas jusqu'à après son départ que chaque fois que je me souviens de lui je célèbre sa vie . Je laisse la lumière de son esprit brille dans le monde .

chapitre 3

En tant que soignant J'ai personnellement appris que la paix ne vient que pour vos proches et vous quand vous apprenez à accepter ce qui doit être . Lorsque vous perdez votre temps à être amer ou en colère , ou la négociation avec Dieu , ou se battre pour le diagnostic des médecins , vous prenez un temps précieux avec votre bien-aimé .

" La prière d'un fournisseur de soins»

" Seigneur, je prie vos anges me donnent de la force quand je suis faible . Un ami me retenir quand je me sens seul . Une accepter coeur lorsque vous appelez mon cher maison paisible . Que mon bien-aimé briller héritage de ceux à mes yeux , laisser leur coeur gentil et doux en direct dans mes paroles et mes actions . Amen . "

" C'est lorsque Dieu semble nous avoir abandonnés que nous devons nous abandonner entièrement à lui plus . F.Fenelon

Quand mon grand-père est mort il était presque comme ma grand-mère a fait aussi . Mon grand-père est décédé le 5 Juillet 1995. Il a finalement été libéré quand ma grand-mère a signé l'ordre de DNR après des semaines de prière pour que Dieu conduit notre famille . Le jour où mon grand-père est mort il était un jour brutalement chaud et misérable de l'été . Ironie du sort ou peut-être heureusement nous sommes arrivés à l'hôpital pour voir mon grand-père en retard ce jour-là . Pendant des semaines, nous avions allons à l'hôpital à un moment ensemble pour visiter grand-papa.

Il était ce jour-là que ma mère elle-même un fournisseur de soins pour les malades mentaux a dû faire des heures supplémentaires à son travail .

Nous avions attendu pour ma mère de sortir de travail pour que nous puissions tous conduire à l'hôpital ensemble.

Quand nous sommes arrivés au quatrième étage de l'hôpital de la porte de la chambre de mon grand-père a été bien fermée .

Une jeune infirmière s'est approché de nous avec un visage très solennel en disant: « Je suis désolé Fred est décédé il ya une heure. " Grand-maman s'est effondré. Ayant une maladie cardiaque , nous avions peur qu'elle allait s'effondrer . Après son calmer nous avons appelé le reste de notre famille à venir dire au revoir à papa. Nous avons attendu qu'ils arrivent et puis nous sommes allés dans la chambre de grand-papa ensemble.

À notre grand-père surprise regardé complètement et totalement en paix .

Comme nous l' avions prévu nos grands-pères funérailles de ma mère , grand-mère , et j'ai eu un cadeau de plus ultime de l'amour de Dieu et mon grand-père . Nous étions allés dans un magasin de fleurs à acheter des fleurs pour les funérailles .

Ma grand-mère aimait les fleurs . Sa cour ressemblait à un jardin botanique . Les couleurs préférées de mon grand-père étaient jaune et rouge . Après nous avons choisi les fleurs pour les funérailles et payé pour eux, nous sortions de la boutique de fleurs quand le propriétaire nous a rappelé . Il a remis ma grand-mère une rose jaune , et ma mère et moi rouge petits. Il ne savait pas ceux qui étaient les couleurs préférées de mon grand-père !

Ma grand-mère dans sa douleur profonde ne voit pas ce que nous avons vu dans le don des fleurs que des semaines plus tard . Mon grand-père avait funérailles militaires le 7 Juillet 1995 et a été enterré dans le cimetière national Calverton à Long Island , New York.

Après nous avons enterré le grand-papa , grand-maman se sentait seul dans une salle bondée . Elle ne pouvait pas s'arrêter de pleurer , partout où elle regardait souvenirs de mon grand-père hanté son âme . Grand-mère est devenue très déprimée .

Nous étions très inquiets à son sujet. Après quelques mois grand-mère n'a pas été de mieux en mieux . Il n'était pas jusqu'à ce que la grand-maman d'une journée lisait sa bible et une écriture tourna ses larmes de deuil en pluie de guérison . L' écriture était Jean 14:1 " Ne laissez pas votre cœur ne se trouble , la confiance en Dieu , croyez aussi en moi. "

Confiance , nous devons avoir confiance en nos larmes . Comme soignants nos larmes ne sont pas un signe de faiblesse ou de deuil nécessaire . Nos larmes peuvent être des larmes de l'acceptation , de la guérison , de la paix . Il est parfaitement acceptable de pleurer . C'est un don de laisser nos proches pleurent . En tant que soignants , il est important d'avoir un débouché pour nos sentiments ou nos peurs . Cherchez d'autres à parler si vous vous sentez plus accablé , besoin de conseils ou juste une épaule sur laquelle s'appuyer . Autant que nous voulons être superman nous ne sommes pas . Nous sommes que des humains .

Nous devons aussi nous rappeler que les soignants que nous devons laisser nos proches à exprimer leurs sentiments . Même si cela peut être difficile pour nous d'entendre . Laissez vos proches parlent de leurs craintes , il souhaite , leur vie . Il est sain d'avoir un bon cri ensemble .

" Une fois que vous avez choisi espérer quoi que ce soit possible . " Christopher Reeve .

J'espère que c'est l'arme secrète d'un patient atteint de cancer contre jours de solitude sombres . Comme mon grand-oncle Willie coucha dans une mort d'espoir de cancer du poumon à l'hôpital est devenu son meilleur ami . Comme mon grand-père , mon oncle était un homme fort et fier . Un travailleur acharné qui a fourni pour sa famille . Oncle Willie était un ancien boucher , à un moment donné dans sa jeunesse, il a conduit un attelage de chevaux . Il a été diagnostiqué avec le cancer quand il avait 85 ans . Comme mon grand-père , mon oncle a été une bataille perdue d'avance contre le cancer .

Comme son corps affaibli son esprit n'a pas fait. Oncle Willie a formulé un plan visant à fournir pour sa famille avant sa mort , à nous laisser espérer après il avait disparu. Comme nous avons visité avec mon dernier jour de l'oncle après jour, il nous a rappelé combien spéciale nous étions à lui et à dieu .

Il a partagé avec nous l'histoire de la famille à être transmis à une nouvelle génération . En tant que soignants , il est important d'être porteurs de nos racines familiales, l'histoire de la famille et des histoires . Il est important à nos proches à savoir que l'histoire de la famille vivra . En tant que soignants , nous pouvons préserver notre histoire familiale en faisant des albums, l'enregistrement de nos proches , écrire nos pensées ceux proches sur le papier , ou de faire des albums de photos . Il permet à nos proches sachent que l'espoir sera transmis . Oncle Willie avait un très court combat contre le cancer , mais la leçon que nous avons appris de son combat est que tout le monde a besoin d'espérance .

Les histoires de notre famille contiennent des histoires d'espoir . Espoir de voir nos rêves réussissent , l'espoir de trouver quelqu'un de spécial , nous espérons que nos enfants vont grandir heureux et en santé .

" Vous avez de vivre pas y penser . Entrez dans la brume des choses . Essayer et échouer et se lever et l'amour d'apprendre et de pardonner , et oublier , et faire preuve d'audace , et ne pas vivre dans la peur . «C'est la leçon que j'ai apprise de mon ami pétillante et fidèle Diana alors qu'elle se rendait de son combat contre le cancer du foie .

Diana et moi avons rencontré tout en travaillant ensemble dans un café de collage . Diana était cette âme aimante incroyable qui avait un cœur jeune , a donné le meilleur conseil , et fait ce à mourir pour la salade de poulet . Diana a été le chef de cuisine au café . Lorsque Diana m'a dit qu'elle avait la troisième phase de cancer du foie , j'étais à court de mots . Je ne sais pas quoi dire , ou comment agir autour de Diana . Je suis immédiatement tombé dans un rôle d'aidant .

Diana était une femme indépendante . Elle était un marcheur qui marchait five miles par jour , elle était beaucoup plus âgé que moi, mais je n'ai jamais su son âge . Lorsque Diana est tombé malade , j'ai commencé à la mère et l'étouffer . Je commençais à son éviction . Cette femme indépendante qui a toujours pris soin d'elle-même a commencé à ressentir la façon dont je la traitais . Elle ne voulait pas être dorloté .

Un jour que je rendais visite à Diana à son appartement , j'ai immédiatement commencé à prendre soin d'elle. Je ramassais une pile de linge sale à son wash.Diana obtenu en colère contre moi en disant: «Pourquoi me traitez-vous cela?" Ses paroles m'ont arrêté dans mon élan . En ce qui concerne Diana répondis-je honnêtement , " Parce que vous êtes malade . "

Aimer Diana m'a fait asseoir . " Patti , parfois la meilleure chose que vous pouvez faire pour une personne atteinte de cancer est rien du tout . Parfois, il suffit d'être avec eux est la seule chose que vous pouvez faire . " Elle a dit .

A ce moment, les paroles de Diana pénétré mon crâne épais . Les personnes atteintes de cancer veulent toujours leur indépendance . Ils ne veulent pas que leurs choix prises loin d'eux juste parce qu'il malade . Parfois, en tant que soignants , nous avons tendance à penser que nous devons tout faire pour un patient atteint de cancer , mais ce n'est tout simplement pas vrai .

Les personnes atteintes de cancer veulent garder leur indépendance , il la liberté , là des choix aussi longtemps qu'ils le peuvent.

En tant que soignants , nous devons respecter leur droit de choisir . Choisir leurs propres décisions sur les soins de santé , dernières volontés , et d'autres choses importantes . En tant que soignants , nous devons apprendre parfois de faire marche arrière et de donner notre espace de leurs proches. Parfois, la meilleure chose que nous pouvons faire, c'est vraiment rien du tout .

Célèbre recette de salade de poulet de Diana .

2 paquets de poitrine de poulet désossée

1 gros oignon haché trapu

4 branches de céleri hachées finement

2 grandes tranches de tomates

4 cuillères à café de miel

3 cuillères à café de assaisonnement à l'italienne

1 cornichon à l'aneth haché

5 cuillères à café de mayonnaise .

Poitrine de poulet cuite dans une casserole d'eau bouillante pendant une heure et demie .

Laissez refroidir le poulet pendant 20 minutes .

Poulet dés .

Dans un grand bol ajouter le miel , la mayonnaise , l'oignon , cornichon , assaisonnement à l'italienne , le céleri et la tomate.

Ajouter le poulet .

Mélanger deux cuillères à café de mayonnaise plus .

Laisser refroidir une heure avant de servir.

Peut être servi sur pain de seigle ou des craquelins de blé entier .

chapitre 5

«Il m'a placé dans une petite cage loin de jardin de juste mais je dois chanter les chansons plus douces parce qu'il m'a placé là . Pas battre mes ailes contre la cage il c'est mes décideurs seront mais élever la voix à la porte du ciel et chanter plus fort encore . " Kyle Sweet.

Ce fut le poème inspiré mon cher ami Kyle selon maintes et maintes fois pour l'aider à passer à travers la douleur de vivre avec le cancer de l'ovaire . Kyle et je n'ai jamais rencontré en personne . Elle était l'épouse d'un chanteur de rock chrétien d'une bande j'admirais en grandissant . Kyle était ma correspondence . Kyle était la grande soeur que je n'ai jamais eu . Notre amitié a fleuri d'être des correspondants à sœurs spirituels .

Kyle Rae était un , donner, genre , et aimer personne très spirituelle . Quand j'allais à travers les moments les plus difficiles de ma vie Kyle et son mari Michael était là pour moi . Ils arrivèrent à moi et vraiment était un exemple de l'amour de Christ sur la terre .

Bien que je n'étais pas un soignant direct à Kyle j'ai appris de nombreuses leçons de son combat contre le cancer . Contrairement aux autres gens que j'ai connus et soignés pour un cancer Kyle bataille a été très publique .

Kyle a dû lutter contre le cancer tous les jours avec des caméras et des journalistes qui l'entourent . Être un célèbre artiste maquilleur et épouse d'un chanteur d'un groupe de rock Kyle aurait croupi dans l'apitoiement ou utilisé son combat pour que les gens se sentent désolés pour sa famille , mais Kyle n'a pas fait. Kyle mon cher ami a utilisé son combat pour aider les autres la lutte contre le cancer .

Kyle a parlé ouvertement de son combat . Elle a partagé tout ce qu'elle vivait. Grâce à la vente des CD de son mari appelé « Touché ». Elle a recueilli des fonds pour la recherche sur le cancer et de l'argent pour Dana Faber Cancer Institute dans le Massachusetts .

Kyle est devenu une source d'inspiration non seulement pour ses amis , mais les gens du monde entier .

Kyle utilisé la musique , la belle poésie , écriture et à toucher la vie des gens et de guérir les cœurs brisés .

Kyles esprit , sa chaleur , sa générosité va vivre pendant de nombreuses années à venir . Parce que je ne vivais pas dans le même état que Kyle je n'étais pas capable d'être un soignant directe de ses besoins physiques, mais j'étais un soignant en même temps . Comment demandez-vous?

Nous n'avons pas à être avec la personne physique à être un soignant . Nous pouvons être un soignant pour leurs besoins émotionnels , spirituels ou financiers .

Pour Kyle , je suis devenu un donateur de prière . J'ai prié pour Kyle à un certain moment chaque jour . Parfois, le cadeau le plus puissant que nous pouvons donner à une personne est simplement de prier pour eux .

Pour écouter tout simplement un cadeau à lui tout seul . Si vous avez un ami ou un proche qui passe par ce combat et vous ne pouvez pas être avec eux physiquement il ya beaucoup de façons dont vous pouvez aider . Une autre façon J'ai soutenu mon ami Kyle était j'ai fait le point de lui envoyer une carte e-mail ou une lettre chaque semaine .

Pour une personne qui luttent cette maladie parfois tout ce qu'il faut, c'est d'obtenir une lettre ou une carte de faire qu'il y aurait ay un peu plus clair . Vous pouvez aussi aider financièrement . Je ne dis pas que vous payez les factures médicales , mais il ya des petites choses qui s'ajoutent à beaucoup quand une famille prend soin d'une personne atteinte de cancer .

Voici quelques suggestions sur la façon d' aider .

Une . Envoyer la famille une carte -cadeau d'un magasin d'alimentation local pour la famille et le patient peuvent partager un repas spécial ensemble.

2 . Si le patient est en cours pour la chimio traiter le patient à un nouveau peignoir et des chaussons . Cela rendra le patient à se sentir comme un million de dollars .

3 . Beaucoup de gens ne savent pas que quand une personne passe par le traitement qu'ils ne peuvent pas porter de parfum , ou être autour de beaucoup de différentes odeurs . Les fleurs sont bien, mais parfois, il fait le patient malade . Ainsi, au lieu d'acheter des fleurs , mais le patient un lecteur CD et un de leurs CD favoris . Cela aidera à soulager leur âme comme ils passent par le traitement .

4 . Si le patient est un parent envoyer les enfants une carte-cadeau pour un film et ensuite organiser une baby-sitter responsable d'emmener les enfants au cinéma pour que le patient et il partenaire peut partager du temps de qualité ensemble.

5 . Offrir de payer pour un service de ménage pour une semaine si le soignant aura une chose de moins à se soucier .

6 . Si vous êtes impliqué dans un groupe religieux organiser certaines personnes à faire des travaux de jardinage ou faire cuire des repas .

7 , offrir de payer pour la valeur du gaz de une semaine pour la famille ou le patient à aller et venir chez le médecin ou à l'hôpital .

8 . Payer pour le parking ou les péages .

9 . Offre de remboursement d'une ordonnance ou d'une prestation médicale .

10 . Offrez à s'asseoir avec le patient pour une heure ou deux si le soignant peut avoir un peu de temps pour décompresser .

Ce sont de petites mesures que vous pouvez prendre pour aider un être cher .

Les éléments suivants sont une liste d'endroits où vous pouvez faire un don d'un cadeau d' amour pour aider à la lutte contre le cancer .

Une . Dana Faber Cancer Institute ligne 10 de fontaine place 6ème ligne -de-chaussée de l'omble de l'ouest , Massachusetts 02445 attention . partenaires de courage .

2 , . Recherche sur le cancer du sein 60 est 56 th Street 8ème étage de New York , New York 10022

3 . Recherche sur le cancer pédiatrique 9272 Jérôme ème . Suite A- 107a Irvine , Veau 92618

4 . Fonds American Cancer [813] 490 -4700

chapitre 6

" Que le Dieu de l'espérance vous comble de joie et paix en croyant que vous l'espérance surabonde en par la puissance du Saint-Esprit . » Romains 15:13

Quand j'ai rencontré mon mari Anthony nous travaillions ensemble à l'usine. Quelques semaines après avoir rencontré mon nouveau collègue Anthony a quitté l'usine pour travailler à un autre poste . Je n'ai pas vu Anthony à nouveau 10 ans quand nous nous sommes rencontrés une fois de plus à un blind date .

Nous avons eu notre première date à rubis mardi. Lors de notre premier jour, nous avons découvert que nous avions beaucoup de choses en commun . Nous sommes devenus inséparables tombé en amour rapidement , et sommes fiancés à peine deux mois après avoir notre premier date.The première fois que j'ai rencontré traditionnel et chaleureux , grande famille italienne de Anthony j'ai tout de suite senti accepté .

Les parents , frères, sœurs , oncles, tantes , cousins et cousines d'Anthony est devenu une partie de mon cœur , ils sont devenus une partie de qui je suis .

Anthony et moi nous sommes mariés le 17 octobre 1999 à une petite église de campagne à l'extrémité est de Long Island . C'était un jour d'automne parfait . Les feuilles ont commencé à changer les couleurs , il y avait un froid vif dans l'air , mais ce n'était pas encore l'hiver . Automne nous embrassa comme un vieil ami .

Sur cette journée parfaite Octobre je marchais dans l'allée avec mes deux maman et papa à côté de moi dans ma longue robe blanche de mariée qui coule comme notre directeur églises de chorale a chanté Ava Maria . J'ai vu les visages de mes proches rayonnant d'amour , de lumière et de joie.

Deux de ces visages étaient plus âgés sœur Roberta de ma mère et l'oncle de mon mari Al , deux d'entre eux aimaient âmes et les deux se battaient cancer .

Tante Roberta avait un cancer des os. Oncle Al avait un cancer du rein . À mon mariage des deux côtés de ma famille ont été bénis d'avoir fait de merveilleux souvenirs de ce jour . Il était à mon mariage que nous avons découvert que la sœur d'Anthony Christen était enceinte de sa première fille Kassidy Rose .

C'est aussi à mon mariage que les deux tante Roberta et son oncle Al a pu profiter de ce merveilleux , magique, sans souci avec leur famille et leurs amis .

En tant que soignants , il est très important pour nous de réaliser que le patient a besoin d'un grand système de soutien , fort, . Familles , proches , amis, voisins, membres de l'église , et camarades de classe devraient être autorisés à visiter le patient pour aussi longtemps qu'ils le veulent , autant de fois qu'ils le souhaitent .

En tant que soignants , nous devons mettre nos différences personnelles de côté avec d'autres membres de la famille afin que le patient peut profiter de tous les membres de leur famille .

Il est important pour nous en tant que soignants se rendent compte que c'est le patient veut voyager , aller à un événement de famille , visiter un ami , aller à l'église , qu'ils ne devraient pas se limiter à faire.

 En tant que soignants , nous avons tendance à vouloir protéger ou réserver l'énergie du patient , de peur s'ils se overexert ou se fâcher , ils peuvent obtenir plus malades ou se casser. Ce n'est pas vrai .

Si le patient veut aller faire un pique-nique , aller nager dans l'océan , aller à une fête , aller à un concert de rock , les laisser faire. Il est bon pour leur âme . Il est important qu'ils ne soient pas rappelé 24 heures par jour, 7 jours par semaine qu'ils ont le cancer .

Nous devons apprendre que nous ne pouvons pas contrôler le cancer, mais le contrôle du patient. Le cancer est ce qu'il est. Les patients ne devraient pas avoir à arrêter de vivre parce que nos craintes les empêchent de le faire .

chapitre 7

« Le lien qui relie votre vraie famille n'est pas du sang, mais de respect et de joie dans la vie de l'autre . " Richard Bach

Tout le monde a quelqu'un dans leur vie qui les inspire à la grandeur. Pour moi personnellement, c'est un dieu, mes parents , mes grands-parents , et mon professeur de quatrième année , Mme Esteves .

 En grandissant, j'ai été un étudiant d'éducation spéciale avec un trouble d'apprentissage de la dyslexie . J'ai été ramassé sur , intimidé , et ne pas avoir beaucoup de confiance en soi , jusqu'à l'entrée de Mme Esteves dans ma vie .

Mme Esteves a vu en moi le cadeau que j'avais pour l'écriture . Mme Esteves alimenté ma passion pour l'écriture en m'encourageant et m'aider à surmonter ma dyslexie . Mme Esteves était un véritable ami . Quelqu'un qui donnent la chemise de son dos pour aider quelqu'un dans le besoin . Elle était un grand maître.

Longtemps après , je suis devenu un diplômé de l'école Mme Esteves et son mari sont restés en contact avec ma famille et je le biais de lettres , courriers électroniques et appels téléphoniques .

Même après que M. et Mme Esteves a pris sa retraite et a déménagé en Floride , ils étaient encore une énorme partie de ma vie . Le couple d'amoureux a même assisté à mon mariage .

Un matin de printemps, je suis allé à ma boîte mail ouvrit et trouva une lettre de Mme Esteves intérieur. Obtenir l'une des lettres de Mme Esteves toujours m'a laissé une sensation de chaleur sunshiny . À l'exception de cette lettre en particulier . Mon cœur a coulé comme j'ai lu les mots , " M. Esteves a été diagnostiqué avec un cancer du sang » .

J'ai couru dans la maison en secouant car encore un autre de mes proches avaient été diagnostiqués .

Je me suis cassé les nouvelles tragiques à mon mari et les parents . Nous avons tous eu un bon cri . Tournait et se retournait dans mon lit la nuit, je ne pouvais pas dormir . Quelque chose que Mme Esteves a dit dans cette lettre me rongeait .

Après avoir cassé les nouvelles que son mari bien-aimé avait un cancer , elle m'a demandé de ne pas lui écrire plus .

Je ne comprenais pas pourquoi . Qu'avais-je fait de mal?

" Les bons amis sont comme des étoiles . Vous ne les voyez pas toujours mais savez toujours qu'ils sont là . "

Pendant des semaines, j'étais déprimé que Mme Esteves me s'arrête à un moment elle avait besoin de ses amis les plus . J'avais écrit plusieurs fois après avoir reçu sa lettre . Elle n'a pas écrit de nouveau . Son silence a déchiré mon cœur . J'ai prié pour elle et M. Esteves . Je voulais à Dieu de me donner une réponse pour expliquer pourquoi elle ne voulait pas de moi dans sa vie , pas plus. La réponse que je cherchais est venu dans une forme rare et inattendu .

Un de mes anciens camarades de classe m'avait regardé en ligne et m'a contacté . Il était un camarade de classe qui avait été autrefois une grande partie de ma vie , mais nous n'avions rien en commun plus . Comme je l'ai écouté mon camarade de classe gloser sur son travail ennuyeux , j'ai réalisé que Mme Esteves ne cherche pas à me faire du mal quand elle a écrit ce que je pensais sa lettre finale pour moi. Nous avons une belle partie de passé de l'autre, mais nous avons été confrontés à deux avenirs très différents .

Mme Esteves devenait un soignant à plein temps d'essayer de serrer dans ses derniers moments qu'elle pouvait avec son mari . Je voyageais sur une route très différente . Mon avenir était plein d'aspirations et de plans .

L'avenir de Mme Esteves était plein d'inquiétude , le sacrifice , et en prenant soin de son mari malade .

J'ai appris de la bataille de M. Esteve de cancer que parfois la chose la déplacer vous pouvez faire est de sortir de la vie d'une personne et de leur donner l'espace , alors qu'ils vont à travers ce voyage . Parfois, ils ont juste besoin de temps . Parfois, ils ont juste besoin d'être seul à comprendre là-bas dans le dédale de la douleur et la confusion .

Je n'ai pas entendu de Mme Esteves pour deux ans. Et puis un jour, j'ai ouvert la boîte aux lettres pour trouver une lettre de sa part.

M. Esteves était allé avec le Seigneur . Mme Esteves avait trouvé son chemin de retour à la personne qu'elle était avant que le cancer a mis sa vie en attente . Je sais que c'est pas facile de voir quelqu'un aux prises avec la bête et à les faire vous exclus . Il peut sembler comme ils sont égoïstes ou moyenne , mais ils ne sont pas . Ils ont juste besoin de temps pour naviguer dans les eaux de charge , ils nagent à travers.

" Jésus guérit beaucoup qui ont diverses maladies . " Mark 01:34 .

Parfois, les leçons les plus importantes dans la vie sont les plus douloureux .

Dans le processus d'écriture de ce livre, j'ai rencontré un homme , un inconnu dans la rue qui a touché mon cœur si profondément que je ne pouvais pas laisser passer ce moment sans lui parler . Son nom était Peter . Peter était probablement dans la trentaine . Il était dans un fauteuil roulant et avait survécu à sept types de cancer différents .

Dès l'instant où j'ai rencontré Peter je sentais son énergie positive qui coule à travers lui . Pierre était un grand frère , a dirigé sa propre entreprise , et acheté des fauteuils roulants pour les personnes qui ne pouvaient pas se le permettre . En face d'un magasin de livre chrétien où j'ai rencontré Pierre, il m'a appris une leçon très précieuse dans le pardon .

Comme nous l'avons bavardé Peter m'a révélé que quand il a été diagnostiqué avec le cancer de sa femme ne pouvait pas traiter avec elle et l'a quitté pour un autre homme . Quand j'ai demandé à Pierre s'il était capable de pardonner à sa femme, il me regarda et dit: «Si Jésus était capable de pardonner mes péchés , je ne devrais pas pardonner autre? "

Comme nous avons parlé de pardon , Peter m'a révélé combien il était important pour lui de savoir qu'il était en mesure de pardonner à tous les gens de sa vie qui lui avait fait mal , et comment il avait besoin d'être pardonné par le peuple qu'il s'est blessé .

Cela m'amène à une conclusion très importante , en tant que soignants , je pense que nous devons nous assurer que les gens que nous prenons soin de sait que nous leur avons pardonné pour les blessures du passé , des erreurs et des rancunes .

Le pardon est très puissant . Si vous avez une maladie en phase terminale et se sentir comme vous êtes impitoyable pour quelque chose que vous avez fait vous laisser dans la tourmente et votre cœur ne sera pas en paix . Si vous faites affaire avec une maladie comme le cancer , je crois que le meilleur cadeau que vous pouvez donner à vos proches est de leur pardonner pour vous blesser et de leur demander pardon aussi.

chapitre 8

Prière de saint François .

" Seigneur, fais de moi un instrument de ta paix , où il ya la haine que je mette l' amour , là où il ya des blessures pardon , en cas de doute , la foi , où il ya le désespoir espoir , là où il ya les ténèbres en lumière , et où il ya de la joie tristesse , père veuille que je ne cherche pas à être consolé qu'à consoler , à être compris qu'à comprendre , à être aimé qu'à aimer , amen . "

" L'humour est notre façon de nous défendre contre les absurdités de la vie en pensant absurdement à leur sujet " . Lewis Mumford .

«Je vais à l'hôpital pour livrer mes jumeaux . " Ma collègue Jane a dit que elle parla de son enlèvement double sein. Jane a été diagnostiqué avec un cancer du sein un jour Janvier droit avant de venir travailler à une garderie . Jane , ma mère et moi-même travaillé ensemble à une garderie en Géorgie avec les enfants de deux ans.

Jane, qui avait toujours un sourire sur son visage , une chanson dans son cœur , et un ressort dans sa démarche décontractée cassé les nouvelles à nous avec une attitude positive et d'humour.

Quand Jane nous a parlé de son cancer, il était difficile de ne pas croire que Jane serait pas glisser la bête par les cheveux le regarder droit dans les yeux et rire dans sa face . Jane serait vaincre le cancer et utilise l'humour pour le faire. Attitude positive Jane gardé de nous tous positifs .

Elle nous a appris qu'il était autorisé à rire de cancer . Elle nous a appris que juste parce que une personne a un cancer ne signifie pas qu'ils ont la peine de mort . Elle nous a enseigné que Dieu est en contrôle et ne nous abandonnera pas .

C'était Jane qui fait tenu son cercle d'amis ensemble. Elle ne nous laisserait pas s'écrouler . Après Jane avait son double élimination est allé lui rendre visite à l'hôpital et elle m'a en points . Elle m'a dit qu'elle ne voulait pas que les gens pleurent pour elle.

Comme les soignants et les patients nous devons nous rappeler qu'il est parfaitement bien rire . Le rire est vraiment la meilleure médecine . Je crois vraiment que c'était le rire de ses amis , la famille et sa propre qui a fait de Jane une survivante du cancer du sein .

chapitre 9

" Dieu guérit un poème pour les survivants du cancer du sein . "

" Rappelez-vous quand vous avez entendu les mots et vous avez été jeté dans une mer noire de malheur , Dieu guérit . Rappelez-vous dans votre solitude et la douleur , Dieu guérit . Rappelez-vous amis prières, votre famille encouragement , lueurs d'espoir de les anges , Dieu guérit . Calme, vous pouvez entendre Dieu chuchote maintenant , je vais guérir. "

Les ressources d'un cancer du sein .

City of Hope Cancer Center de Los Angeles , Californie

Numéro de téléphone 1-800-826-4673

Memorial Sloan Kettering Center de New York

Numéro de téléphone 1-800-525-2225

Groupe de soutien du cancer

Fondation Rabloch Cancer Inc.

Un cancer Bloch H. et R. Block Way

Kansas City, Missouri 64105

Numéro de téléphone 1-800-433-0464

Locks of Love

234 Southern Blvd .

West Palm Beach , Floride 33405

Numéro de téléphone 561-833-7332

.

Traitement du cancer

Numéro de téléphone 1-800-813-4673

Ils ont des bureaux à New York, New Jersey et du Connecticut .

Aide financière

1-800- 813- Espérance

Ce numéro offre une aide financière aux personnes à faible revenu.

Traitement du cancer de centres Amérique .

Numéro de téléphone 1-888-767-0247

counseling

lieu Fran

Numéro de téléphone 949-474-4337

Traitement du cancer

Numéro de téléphone 1-800-813-4673

" Quand tu es né et tu as pleuré le monde réjoui . Vivez votre vie de sorte que lorsque vous mourez le monde pleure et vous réjouir . " Expression Vieux Cherokee .

Papa, père , Pa , papa , tous les mots qui vous font sentir immédiatement sécurisé , chaleureux , heureux, beau et aimé . Mon père , mon ami, mon héros, mon assurance, mon professeur , Bernie Leudeman était un homme sans aucun regret . Il aimait , il a perdu , et il a vécu .

Quand je pense à mon père , la chanson de Frank Sinatra , " My Way ". Vient à mind.My père était passionné de la vie . Il était un travailleur acharné , fidèle ami , père aimant et mari dévoué . Il aimait le jardinage comme sa maman . Il aimait les animaux , tout comme Saint-François. Il aimait les voitures rapides , les radios CB , les poissons et la musique .

Papa portait plusieurs chapeaux . Il a commencé sa carrière professionnelle à vendre bretzels avec son père au Madison Square Garden . Devenu propriétaire d'une entreprise fière , et enfin à la retraite de l'Hôpital État Pilgrim sur Long Island , New York dans les années 1990 .

Papa et maman se sont réunis sur un blind date . Ils se sont mariés en Août 22,1970 dans une belle cérémonie .

Papa et maman ont eu deux enfants , mon frère et moi

Papa a été surnommé "The Bull" parce qu'il était un homme de cerclage forte . Il avait une voix de stentor , les yeux bleus et les cheveux blonds . Il est né le 25 octobre l942 à Brooklyn , New York et mort le 27 septembre 2006 , une autre victime du cancer .

La mort de mon père était prématurée , choquant , et le plus douloureux pour ma famille . Après mes parents à la retraite ma famille a déménagé de New York à la Géorgie . Papa a toujours aimé les cow-boys , les westerns , et la musique de cow-boy afin de passer à la Deep South était un rêve devenu réalité pour lui.

chapitre 10

" Peu importe qui vous aimez , où vous aimez , pourquoi vous aimez , quand vous aimez , ou comment vous aimez , il importe seulement que vous aimez. " John Lennon .

Mes parents ont acheté un charmant 3 chambres, 2 pays ranch de bain avec un immense jardin dans une belle petite ville du sud . Ils sont rapidement devenus sudistes adoptées . Papa aimait travailler dans son jardin fleuri , en jouant avec son laboratoire dans la cour , et assis sur son porche écouter de la musique . Papa était l'image de parfaite santé .

Dans l'été 2006 , mon mari et moi avions prévu une réunion de famille . C'était mes parents 36 anniversaire de mariage à venir et mon plus jeunes nièces anniversaire, ils ont partagé la journée spéciale.

Mes beaux-parents , nièces et mon frère ont volé dans de New York pour le grand événement . La famille a passé la semaine à visiter les sites touristiques autour de Atlanta et juste avoir un temps merveilleux ensemble.

Le jour de l'anniversaire de ma mère et mon nièces anniversaire nous avons eu une célébration d'amusement . Nous avons dansé , ri , mangé et chanté à ma maison . Il fut un temps heureux pour nous tous.

Quand la semaine est venue à une fin, nous étions tristes de voir le reste de notre famille aller, mais nous savions que nous allions les revoir bientôt. Sur le chemin du retour de tomber nos clients à l'aéroport mon père qui était au volant a commencé à se plaindre de douleurs à l'épaule.

Il pensait que c'était l'arthrite . Papa est rentré chez lui et il s'est reposé .

Le lendemain, mon mari et moi sommes allés à travailler . Quand je suis arrivé à la maison il y avait un message sur mon répondeur de ma mère . «Papa ne peut pas bouger son bras ou une jambe , je pense qu'il a eu un accident vasculaire cérébral . " , A dit Maman . Mon mari et moi sommes allés à la maison de mes parents .

Nous avons essayé de convaincre mon père d'aller à l'hôpital .

Papa a refusé , tout en brossant .

Plus tard dans la nuit, mon père a eu bien pire . Il ne pouvait pas marcher et a été vraiment avoir mal à la tête . Nous avons appelé 911.At l'hôpital, les médecins ont couru toutes sortes de tests sur le papa . Je n'oublierai jamais le moment où le médecin est venu dans la chambre de mon père et dit à ma mère , mari et moi que papa avait un cancer du cerveau et il n'y avait rien qu'ils puissent faire . Tout s'est arrêté . Je me souviens des cris d'audience et je ne savais même pas les cris venaient de moi. Je me souviens de mon mari près de s'évanouir et ma mère tournant blanc comme un fantôme . Puis je me souviens papa le roc de notre famille . Je me souviens des mots exacts qu'il a dit au médecin .

" Combien de temps dois-je ? " Il a demandé en premier.

Le jeune médecin regarda me.My mari enveloppé ses bras autour de moi. "Peut-être une semaine . ", A déclaré le jeune médecin . «Je veux rentrer à la maison pour mourir» , papa a dit à maman .

Plus tard ce soir-là mon frère a volé de nouveau à la Géorgie . Je me souviens comment il était dévasté . Nous nous sommes assis en silence, nous sommes rentrés à la maison de mes parents à attendre pour l'hospice de mettre en place un lit d'hôpital pour mon père dans le salon . Je me souviens de mon frère et je ne pouvais pas regarder les uns les autres pour nous pourrions éclater en larmes peur . Nous ne pouvions pas se console , il n'y avait tout simplement pas de mots pour le dire .

Le lendemain, mon père est rentré du lit de soins palliatifs . Je suis tombée en dehors .

Maman, mon frère et mon mari est restée forte .

Mon père a fait clair pour nous ses dernières volontés. Il nous a dit tout ce qu'il fallait dire . Il y avait pas de mots laissés tacite entre nous , pas de larmes retenues , aucune excuse ne given.We avaient à la fois un prêtre catholique et un prêtre méthodiste donner papa derniers sacrements .

Une semaine jour pour jour , mon père a été diagnostiqué avec le cancer du cerveau , il est mort .

Nous n'étions pas préparés pour ce financièrement et émotionnellement. Quand son père est mort , nous avions su qu'il voulait avoir une masse catholique parce qu'il était un strict catholique et il voulait aussi mon pasteur présents à la messe de funérailles . Ensemble, les pasteurs catholiques et méthodistes préformés une messe commémorative toucher à envoyer l'âme de mon père à Dieu.

Papa a été enterré à New York à côté de ses parents.

Après la mort de papa , je me sentais perdu , trahi, et très solitaire . Je n'étais pas prêt mentalement à perdre mon père . J'ai eu un moment vraiment difficile d'obtenir sur sa mort .

Parler de mon père a aidé . Aller dans des endroits que nous avons utilisés pour aller ensemble aidé . Avoir une photo de lui sur le tableau de bord de ma voiture a aidé .

La leçon la plus importante que j'ai apprise de la mort de mon père , c'est que vous n'êtes jamais seul dans votre chagrin . Même si je me sentais seul , il y avait des gens là-bas pour aider .

 Tout le monde passe par le processus de deuil différemment. Personne n'a le droit de vous dire d'arrêter de deuil. Je ne m'inquiète pas si elle a été un jour ou dix ans que vous avez perdu votre bien-aimé . Il n'ya pas de quantité de temps que la normale ou pas normal de pleurer pour votre bien-aimé .

C'est la même chose lorsque vous avez été diagnostiqué . Chacun réagit différemment à leurs diagnostics et c'est normal. Une autre leçon que j'ai appris de la mort de mon père est , peu importe combien vous êtes dans la douleur la vie continue . Vous trouverez une façon de continuer.

Il ya sept étapes du deuil . Ils sont comme suit ;

Une . choc

2 . dénégation

3 . marchandage

4 . culpabilité

5 . colère

6 . dépression

7 . Acceptation .

Que pouvez-vous faire si vous avez perdu un être cher ?

Voici quelques suggestions pour commencer le processus de guérison .

Une . Dormez suffisamment .

2 . Exercice .

3 . Assurez-vous que vous mangez .

4 . Évitez les drogues et l'alcool.

5 . Joignez-vous à un groupe de soutien .

Il est très important en ce moment difficile que vous dormez . Si vous vous réveillez sentiment épuisé votre esprit dans pas capable de vous aider à guérir . Vous vous trouverez plus irritable , plus déprimé , et plus sensible . Le sommeil permet de vous détendre et de guérir l'esprit .

Exercice . Pendant ce temps, l'exercice pourrait être la clé de la guérison . Il libère le stress et la tension . Il vous aidera à oublier votre douleur .

Je sais qu'il peut être difficile pour vous de manger à l'heure actuelle mais votre corps a besoin de nourriture . Grief dépense une énorme quantité d'énergie . Sans nourriture de votre corps va devenir vétuste et très faible .

Évitez les drogues et l'alcool. Il peut vous aider à oublier votre douleur pendant un certain temps , mais la vérité dure et froide est-il n'apportera pas votre bien-aimé de retour . Détruire votre propre santé ne fera qu'ajouter à votre souffrance .

Joignez-vous à un groupe de soutien . Il n'y a pas de honte à reconnaître votre douleur . Les gens vont comprendre votre douleur parce qu'ils vont à travers elle aussi.

Ce qui suit sont quelques exemples de la façon de rendre hommage à un être cher .

Une . Plantez un jardin de fleurs . Pour chaque anniversaire ou une plante d'anniversaire une fleur dans la mémoire de votre bien-aimé .

2 . Recueillir des histoires drôles , des souvenirs ou des photos f rom autres membres de la famille , les amis et les collègues de votre bien-aimé et faire un album spécial honorant ce qu'ils voulaient dire à vous tous .

3 . Mettez de côté un lieu et moment privilégié pour parler à votre bien-aimé chaque jour . Ils sont dans votre cœur et le seront toujours .

4 . Faire un don à votre bien-aimé organisme de bienfaisance préféré .

5 . Ne cessez pas de célébrer vos proches anniversaire, ou des journées spéciales qui signifiait quelque chose pour eux . Vos proches constituent une partie de qui vous êtes et doit être célébrée chaque jour .

Comme ma famille , les proches et j'allais à travers ce voyage ensemble, nous avons trouvé que la musique nous a vraiment aidés les jours nous nous sommes sentis découragés . Les éléments suivants sont une liste de chansons que j'ai mis en place pour aider à soulever vos esprits . Ce sont des chansons mes proches utilisés comme ils allaient pour le traitement , chansons nous avons utilisé pour nous donner le confort et la paix et de convoquer nos anges gardiens .

Une . " Un monde merveilleux " de Louie Armstrong .

2 . " Quelque part sur les arcs en ciel » par Judy Garland .

3 . «C'est une belle journée " par U2

4 . «C'est ma vie» par Bon Jovi .

5 . " True Colors " de Cindy Lauper .

6 . " Elle a une façon " de Billy Joel .

7 . " Honnêtement ' par Stryper .

8 ; «amis» de Michael W. Smith

9 . " I will survive " de Gloria Gaynor .

10 . " Paix dans la vallée ' par Elvis .

11 . " Vous êtes si belle » par Joe Cocker .

12 . " N'est-ce pas no mountain high enough " de Diana Ross .

13 . " Walking on sunshine " par Katrina et les vagues .

14 . «Je suis trop sexy" par le droit dit Fred.

15 . " Cercle de la vie " par Elton John .

J'ai pensé qu'il serait intéressant que j'ai ajouté à ce livre quelques unes de mes êtres chers recettes préférées .

Fraises au chocolat trempette .

Un sac de pépites de chocolat mi-sucré .

Un fraises pinte, lavés .

Placer les pépites de chocolat dans un bol de médaille moyen établi sur une casserole d'eau bouillante . Remuer jusqu'à ce que fondu . Tremper les fraises laisser refroidir . Pendant une heure.

Poulet et salade de chou enveloppe .

Une boîte de viande de poulet blanc trapu .

Une salade de tasse .

Une boîte d'ananas broyés .

Deux Tostitos farine .

Dans un petit bol ajouter le poulet , salade de chou , et ananas . Remuer , couvrir et refirgete pendant au moins 25 minutes. Pour servir garnir chaque Torilla avec le mélange . Profitez .

Nouilles et aboiements de chiens .

Un paquet de hot-dogs .

Une boîte de cartouches .

Un livre de fromage râpé américain .

Sel et poivre .

Deux peuvent s de sauce tomate .

Cuire des hot-dogs dans l'eau bouillante pendant dix minutes .

Dans un séparé des coquilles de cuisson à l'eau bouillante jusqu'à tendreté. Trancher les hot-dogs . Dans un grand plateau mettre une boîte de sauce tomate sur le fond du plateau . Combiner les hot-dogs , du sel et du poivre , et des obus dans un bac. Mettez deuxième boîte de sauce tomate sur le dessus. Cuire au four à 400 degrés pendant 45 minutes .

Tout au long de mes amours bataille avec la bête , nous avons beaucoup prié . Voici les Ecritures qui nous a donné le plus de force , d'encouragement et de confort pendant que nous étions dans notre vallée .

chapitre 11

" Quel est le Christ en vous l'espérance de la gloire . "

Colossiens 1:27

" . Il doit remettre le six détresses , oui à sept il doit connaître le mal touche toi " Job 5 : 19

" Ma chair et mon coeur peuvent échouer , mais Dieu est le rocher de mon coeur et ma partie pour toujours " . Psaume 73:26

" Car le Seigneur dit à la maison d' Israël cherchent oui moi et vous vivrez . " Amos 5:04

" . Par la grâce que vous êtes sauvés par la foi et non de vous , il est un don de Dieu » Ephésiens 2 : 8

" Soyez bon courage et il doit renforcer votre cœur tout ce qui espèrent dans le Seigneur . " Psaume 31:24

" Bien que doit faire ta prière à lui et il t'écoute . " Job 22:27

«Je vous reverrai et votre coeur se réjouira , et votre joie, nul homme vais voler . " John 16:22

" Pour vous éclairer ma bougie , le Seigneur Dieu , éclaire mes ténèbres . " Psaume 18:28

« Mais si quelqu'un souffre comme chrétien qu'il n'en ait pas honte , mais qu'il glorifie Dieu en son nom . " Peter 04:16

«Car je vais rétablir la santé à vous et je vais vous guérir tes plaies dit le Seigneur. " Jérémie 30:17

«N'ayez pas peur . " Kings 06:16

Avant de terminer ce livre , j'ai une chose que je voudrais discuter . C'est comment remercier un soignant . Voici une liste de suggestions sur la façon de remercier les médecins, les infirmières , aides-soignants à domicile , les pasteurs et les thérapeutes .

Une . Mention prodiguent des soins nom dans une bénédiction Thanksgiving .

2 , Donne l'aidant un jour de congé payé .

3 , Envoyer le soignant un petit cadeau et d'inclure dans une note pourquoi ils sont un tel travailleur social spécial .

4 . Envoyer de la nourriture à l'établissement où le personnel soignant travaille .

5 . Faites un don au nom de soignants .

6 , dire simplement merci .

«Le cancer ne peut pas "

Dévers Cancer amour infirme .

Il ne peut pas briser l'espoir .

Il ne peut pas corroder la foi .

Il ne peut pas manger tout espoir .

Il ne peut pas détruire la confiance .

Il ne peut pas tuer l'amitié .

Il ne peut pas disparaître des mémoires .

Il ne peut pas envahir l'âme .

Il ne peut pas réduire la vie éternelle .

Il ne peut pas étancher votre lumière intérieure .

Il ne peut pas voler votre esprit .

Il ne peut pas la leçon de la puissance des dieux de guérison .

Le cancer peut vous rendre plus fort .

Il peut vous faire chérissez chaque coucher de soleil .

Il peut vous faire prier .

Il peut vous faire croire aux miracles .

Il peut vous faire vous voyez à travers les yeux de Dieu.

Mon journal quotidien . Utilisez cette option pour écrire les Écritures , les prières , les sentiments, ou pensées.

Une . Je suis belle parce que.

2 . Je peux battre le cancer parce que.

3 . Mon combat contre le cancer aidera les autres parce que.

4 . Écritures qui m'encouragent sont .

5 . Mon cancer bataille chanson est .

6 . Les raisons que je ne vais pas abandonner sont .

7 . J'ai confiance parce que .

8 . Ma prière est .

9 . Leçons que j'ai apprises de cancer sont .

10 . Un message que je veux dire à ma famille .

11 . Mes dernières volontés sont .

12 . Mes chansons préférées sont .

13 . Ce que je veux que le monde sache de moi est .

14 . Les choses qui me donnent la paix sont .